CONSEILS

sur les

SOINS A DONNER AUX DENTS

PROTHÈSE DENTAIRE

DENTIERS, DENTS AURIFIÉES

système

De M. A. PRÉTERRE

Dentiste américain, rédacteur en chef du Journal
l'Art dentaire,
Lauréat de la Faculté de médecine de Paris,
Médaille unique (Prothèse) à l'exposition de Paris de 1855,
Grande Médaille d'honneur
(la seule qui ait été décernée pour l'art dentaire)
à l'exposition de Londres de 1862.

PARIS

29, BOULEVARD DES ITALIENS, 29

NEW-YORK

Dr P. PRÉTERRE	Drs D. et A. PRÉTERRE
515, Pearl Street.	159, Browery.

CONSEILS

sur les

SOINS A DONNER AUX DENTS

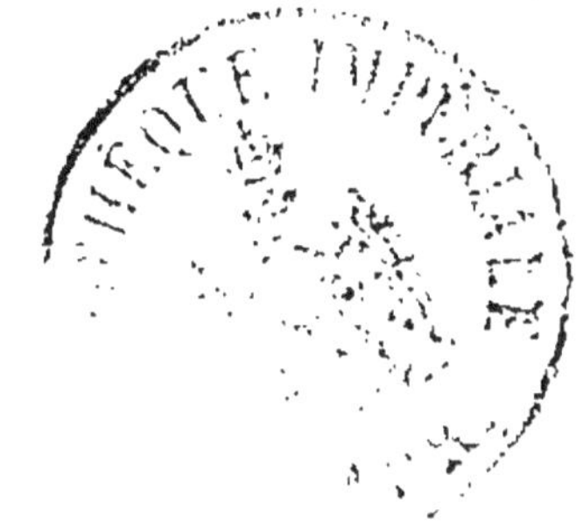

Faire usage de la poudre dentifrice une fois chaque matin, et se rincer la bouche ensuite avec l'élixir. Une cuillerée à café dans un demi-verre d'eau.

Entretien des dentiers et des pièces artificielles.

Le moyen de les conserver et de les tenir dans un état de propreté convenable consiste à les ôter la nuit, les placer dans un verre d'eau additionnée d'une demi-cuillerée d'élixir, et à les frotter chaque matin, avant de les remettre, avec une brosse à dents enduite de poudre dentifrice.

CONSEILS

sur les

SOINS A DONNER AUX DENTS

PROTHÈSE DENTAIRE

—

DENTIERS, DENTS AURIFIÉES

système

De M. A. PRÉTERRE

Dentiste américain, rédacteur en chef du Journal
l'*Art dentaire*,
Lauréat de la Faculté de médecine de Paris,
Médaille unique (Prothèse) à l'exposition de Paris de 1855,
Grande Médaille d'honneur
(la seule qui ait été décernée pour l'art dentaire)
à l'exposition de Londres de 1862.

PARIS

29, BOULEVARD DES ITALIENS, 29

NEW-YORK

Dr P. PRÉTERRE | Drs D. et A. PRÉTERRE
515, Pearl Street. | 159, Browery.

1864

CONSEILS

sur les

SOINS A DONNER AUX DENTS.

Si de belles dents sont un des éléments les plus indispensables de la beauté physique, c'est que l'intégrité de ces précieux organes est un signe, une condition de santé. Outre la douleur et les insomnies cruelles que cause la carie, des maladies d'estomac ruinent la santé des personnes qui ont perdu les dents; car le premier acte de la digestion est la mastication, et s'il manque quelques dents, cet acte reste toujours et nécessairement imparfait. Alors l'estomac n'agit plus convenablement sur des aliments incomplétement broyés; la nutrition se fait de plus en plus mal, et le trouble de cette fonction retentit sur tout l'organisme. La même cause produit les mêmes effets chez l'enfant ; l'importance et l'activité de la digestion à cet âge, la facilité avec laquelle elle est troublée par toutes les causes morbides, font comprendre qu'il doit en être ainsi.

Depuis que nous exerçons notre art en France, une observation longue et attentive nous a permis de constater que le climat de ce pays prédispose moins à la carie des dents que celui des États-Unis. Et pourtant, en France, une dentition irréprochable est un privilége assez rare. Mais cette rareté provient de la négligence bien plus que des causes naturelles des maladies des dents. Si donc les Américains parviennent, par des soins éclairés et des procédés ingénieux, à lutter contre cette influence fâcheuse du climat, les mêmes moyens auront bien plus de chances de succès dans ce pays ; mais on ignore généralement en France tout ce que peuvent des soins assidus et très-simples, pour la conservation des dents, et par quelles ressources nombreuses l'art du dentiste peut arrêter les progrès de leurs maladies et y remédier; nous croyons donc utile de donner ici quelques conseils faciles à mettre en pratique.

Soins à donner aux dents de la première dentition.

C'est à tort qu'on néglige presque toujours de prendre soin des dents de la première dentition. Chez l'enfant, les maladies de ces organes sont tout aussi funestes que chez l'adulte, et les moyens de les éviter ou d'y remédier sont aussi efficaces.

Les troubles variés que peuvent causer chez un enfant la sortie d'une dent, fièvre, diarrhée, convulsions, etc., nécessitent, dès qu'ils ont pris une certaine gravité, l'intervention du médecin, et c'est alors à lui de choisir les remèdes convenables. Nous rappellerons seulement qu'une opération très-simple, l'incision de la gencive, met souvent fin, comme par enchantement, à des accidents graves qui résistaient à d'autres moyens. Nous préférons l'incision elliptique à l'incision cruciale, conformément à l'opinion de la plupart des médecins qui se sont spécialement occupés des maladies de l'enfance. Il ne faut pas, dans le but de faciliter la sortie des dents, frotter les gencives ou faire sucer aux enfants des corps durs, tels que des hochets de verre, de corail, etc. Ces substances produisent un effet tout contraire à celui qu'on se propose; elles rendent les gencives dures et calleuses au point de gêner la sortie des dents. Une figue grasse, un morceau de racine de guimauve, qui, sucés par l'enfant, forment une sorte de mucilage émollient, sont préférables aux hochets les plus élégants.

Quand l'enfant a ses vingt dents de première dentition, des accidents tels que ceux dont nous venons de parler ne sont plus à craindre; la sollicitude des mères se ralentit sur ce point, et elles se mettent peu en peine, en général, d'empêcher la carie et la chute prématurée de ces dents qui seront bientôt remplacées. Sans entrer dans les détails anatomiques, et en s'adressant au simple bon sens, il est facile de montrer le danger d'une pareille négligence.

Les maxillaires (*os des mâchoires*), chez l'enfant qui n'a pas encore de dents, ont une forme et des dimensions très-différentes de celles qu'ils auront après la sortie des dents de la seconde dentition. Depuis l'âge de six mois jusqu'à celui de trente mois environ, ils se modifient peu à peu par la sortie successive de divers groupes de dents temporaires ; mais, à cette époque, ils ne pourraient présenter aux 28 dents de la seconde dentition (1) la place qui leur est

(1) Nous disons 28 et non pas 32 : les 4 dernières molaires ou dents de sagesse n'apparaissent que de 18 à 30 ans.

nécessaire ; aussi restent-ils encore, pendant une période de 4 ans, munis seulement de 20 dents. Pendant ce temps, ils se développent, et l'étendue du bord alvéolaire augmente. Ce n'est que lorsque ce travail est suffisamment avancé que les dents définitives, en se développant à leur tour, provoquent la chute des dents temporaires pour prendre leur place. Voilà l'ordre naturel. Il arrive quelquefois que les premières dents persistent. Il faut les arracher pour ne point avoir à le faire à 20 ans, et perdre ainsi la chance de voir repousser les dents permanentes. On comprend maintenant que si la carie oblige à arracher prématurément les dents de lait, si un mauvais entretien de la bouche hâte leur chute, les dents de remplacement n'éprouvant plus, à leur sortie, l'obstacle salutaire qu'y avait mis la nature, apparaîtront trop vite, ne trouveront pas sur un maxillaire rétréci la place qui leur est nécessaire, ou se développeront en contact avec des dents cariées. De là des difformités, des souffrances qui seront un souci continuel pendant la plus grande partie de l'existence.

Des extractions de dents saines de la deuxième dentition, rendues nécessaires par l'étroitesse du maxillaire.

De ces considérations, nous tirons un premier précepte : c'est qu'il ne faut arracher une dent de lait pour faire, comme on dit, place aux autres, que lorsqu'une dent définitive est gênée par elle au point de prendre une direction tout à fait vicieuse. Nous voulons donc que ces dents reçoivent les mêmes soins que si elles appartenaient à la deuxième dentition, et qu'on les soumette, en cas de carie, au traitement par l'aurification, quel que soit l'âge de l'enfant, n'eût-il pas plus de 3 ou 4 ans.

Lorsque les dents sont disposées irrégulièrement, il nous est facile, au moyen de nos pièces orthodontiques, de les ramener à leur direction normale. Nous faisons seulement observer que l'âge le plus convenable pour leur redressement est de 10 à 15 ans, quoique nous le pratiquions avec succès sur des personnes d'un âge plus avancé.

Les autres soins sont à peu près ceux que nous allons indiquer pour les adultes. Il faut que les dents soient brossées tous les jours et après le repas. Si une dent se gâte, n'hésitez pas à la faire aurifier : nous avons vu combien sa conservation, jusqu'à l'époque de sa chute naturelle, est importante pour le bon arrangement des dents définitives ; les dents temporaires sont d'ailleurs nécessaires à la mastication, et, par conséquent, à l'accomplissement régulier de la digestion, si active aux premiers temps de la vie.

Soins à donner à la bouche chez les Adultes.

Il faut se rincer la bouche tous les matins et après les repas. On doit se servir de brosses douces et faire usage d'une poudre et d'un élixir dentifrices. La cendre de cigare, la poudre de charbon, etc., non-seulement sont désagréables, mais encore ont une foule d'inconvénients : le charbon, par exemple, qui se compose de parcelles très-dures, en s'insinuant entre les gencives et les dents, cause de la douleur et même de l'inflammation ; il donne en outre aux gencives une teinte bleuâtre, et, à la longue, il raye les dents. Quant aux poudres que l'on trouve dans le commerce, elles contiennent, pour la plupart, des substances acides qui attaquent l'émail et finissent par faire payer cher l'éclat passager qu'elles procurent.

Nous avons cherché à éviter, dans la poudre

que nous préparons, tous ces inconvénients. Formée de substances neutres, chimiquement préparées, elle enlève le tartre à mesure qu'il se forme, et rend aux dents leur blancheur naturelle.

Lorsqu'on s'est bien brossé les dents, on se rince la bouche avec de l'eau, à laquelle il est bon d'ajouter quelques gouttes d'un liquide capable de fortifier les gencives. Par les substances aromatiques et légèrement astringentes qui entrent dans sa composition, l'élixir que nous offrons pour cet usage raffermit les gencives, corrige la fétidité de l'haleine, enlève l'odeur du cigare, laisse la bouche imprégnée d'un parfum agréable et calme les douleurs de dents. Si, en dépit de ces soins, le tartre s'accumule en quantité appréciable, il faut, sans retard, avoir recours au dentiste pour qu'il l'enlève. Sans cela, cet enduit forme une couche de plus en plus épaisse à la base des dents et dans leurs interstices. Il pénètre entre la dent et la gencive, déprime celle-ci en y produisant de profondes échancrures qui laissent à nu les racines; il peut même s'introduire entre la dent et l'alvéole : c'est ainsi que l'on perd des dents qui ne sont nullement gâtées et qu'on aurait pu conserver jusqu'à un âge avancé.

Certaines habitudes américaines, celles de manger presque continuellement des fruits acides ou des friandises sucrées, de prendre du thé et du café presque bouillants, sont, à notre avis, des causes aussi puissantes de carie que les transitions brusques de température, si fréquentes aux États-Unis; aussi doit-on les éviter avec soin. Si, malgré ces précautions, une dent vient à se carier, l'obturation par l'or est le seul moyen efficace de la conserver. Il ne faut pas attendre que la carie soit assez avancée pour que la douleur rende les tentatives d'obturation difficiles et dangereuses. Souvent un client à qui nous témoignons l'étonnement et le regret que nous cause le retard qu'il a mis à faire soigner une dent cariée, nous répond, croyant repousser victorieusement tout reproche fait à sa négligence : « Mais elle ne m'a jamais fait mal. » Cette réponse, qui nous a été faite bien souvent par des personnes intelligentes et instruites, *nous étonne toujours*. Il nous semble, en effet, que le plus simple raisonnement suffirait pour montrer que c'est précisément pendant qu'une dent cariée n'est pas douloureuse, qu'on peut agir sur elle et en pratiquer l'obturation. Si l'on attend, la cavité de la dent s'agrandit chaque jour, les parois s'amincissent, la dent se détruit, et l'opération devenant plus difficile, le succès en est compromis. On n'attendrait pas les cruels avertissements de la douleur, si l'on savait que, parmi les diverses espèces de caries, les unes douloureuses et les autres qui ne causent pas de douleur, ces dernières sont peut-être les plus envahissantes. On voit des caries de cette espèce faire, pour ainsi dire, le tour de l'une et de l'autre arcade dentaire, et détruire tout ce qu'elles ont atteint, sans que le sujet ait souffert un seul instant. La carie est un mal qui souvent se propage de proche en proche, mais qui a moins de tendance à se reproduire quand, une première fois, on l'a complétement détruit sur place, à moins qu'il ne soit lié à un vice de constitution, tel que scrofule, scorbut, etc. Dans ce cas, on doit recourir à un traitement général ; mais celui-ci ne dispense pas de l'aurification qui, comme traitement local, complète et consolide le succès obtenu par les moyens thérapeutiques. Aurifier une dent cariée est le seul moyen d'empêcher sa destruction, et le meilleur préservatif pour les dents voisines. La plupart du temps, lorsqu'une dent cariée a été convenablement traitée et aurifiée, il n'y a pas de raison pour qu'elle se gâte plus qu'une autre. En Amérique, où cette opération, la plus difficile et l'une des plus utiles de l'art du dentiste est bien comprise et habilement exécutée, sans produire aucune douleur, on a des exemples de dents aurifiées qui se sont conservées intactes pendant 30, 40 ans et même plus, rendant les mêmes services que les dents restées saines.

Dans une aurification parfaite, l'or introduit dans la dent doit faire corps avec elle, comme si l'on avait coulé dans sa cavité le métal en fusion. Non-seulement l'or comble exactement cette cavité, mais encore il reproduit la forme de l'organe et soutient les frêles parois sur lesquelles il se moule bien plus qu'il n'est soutenu par elles. Une dent dont la couronne était presque réduite à son émail acquiert ainsi la solidité d'un lingot. Cette opération est si délicate et si utile, que certains dentistes, en Amérique, en font l'objet tout spécial de leur pratique, et se sont ainsi acquis une grande réputation.

En résumé, *faciliter la sortie des dents de lait par l'incision des gencives, lorsque cette opération est indiquée, dans des cas assez rares, et donner à ces dents les mêmes soins qu'à celles des adultes. Pour ceux-ci brosser les dents régulièrement et faire usage de poudre et d'élixir convenables; s'abstenir d'aliments pouvant attaquer les dents, et, en particulier, des acides et aliments très-sucrés; faire soigneusement enlever le tartre toutes les fois qu'il tend à s'accumuler; faire aurifier, sans retard, toute dent qui se carie, soit chez un enfant, soit chez un adulte :* elles sont les principales précautions qu'il faut prendre pour conserver ses dents.

D'où vient, en France, l'espèce de frayeur qu'inspire un dentiste ? De ce que, soit par négligence, soit par manque de confiance dans les ressources de l'art, on ne va voir le dentiste que lorsqu'on y est forcé par la douleur, son ministère, alors, se borne presque toujours à pratiquer des opérations douloureuses ou qui ont peu de chances de succès, parce qu'il opère dans les conditions les plus défavorables. Si, comme cela se pratique aux États-Unis, on se faisait examiner la bouche par un dentiste, au moins une fois tous les six mois, et cela dès l'enfance, on éviterait ainsi des opérations toujours douloureuses, et l'on ne serait pas conduit à sacrifier un à un des organes si nécessaires à la santé. *Se servir de la poudre dentifrice une fois par jour, et après se rincer la bouche avec l'élixir, dans la proportion d'une cuillerée à café pour un verre d'eau.*

PROTHÈSE DENTAIRE

DENTIERS. — DENTS AURIFIÉES

PROTHÈSE DENTAIRE.

DENTIERS.—DENTS AURIFIÉES.

système

De M. A. PRÉTERRE.

Boulevart des Italiens, 29.

PARIS.

La supériorité des dentistes américains dans leur art, tant théoriquement que pratiquement, est un fait aujourd'hui reconnu, et explique la préférence dont ils sont l'objet de la part des familles royales et de l'aristocratie.

Les influences climatériques, aux États-Unis, étant, parmi d'autres causes internes et externes qu'il serait trop long d'énumérer, une source de maladies nombreuses et endémiques pour les dents, l'esprit inventif du peuple américain a dû, de bonne heure, se préoccuper d'un tel état de choses, et appeler à son secours la science contre le fléau naturel.

Dans ce pays, le soin des dents, dès l'enfance, préoccupe au plus haut degré ; ce soin se continue dans tous les âges de la vie, et il est le point essentiel de la toilette d'un Américain.

Des colléges spéciaux, comme il n'en existe pas en Europe, et formés sur le modèle des Écoles de Médecine de l'ancien continent, ont été fondés dans la plupart des grandes villes de l'Union. Les principaux sont ceux de New-York, Philadelphie, Baltimore, Cincinnati, etc. La jeunesse y vient étudier les branches si variées de la science dentaire, et recevoir, après des examens sérieux, le diplôme de chirurgien-dentiste, qui assure au titulaire une place honorable parmi les professions libérales.

Dans plusieurs villes importantes, paraissent des journaux savamment rédigés et des livres sérieusement écrits, exclusivement consacrés à l'art du dentiste (1). Toutes les découvertes, toutes les inventions y sont examinées et discutées au grand jour. Dans toutes les villes, les dentistes forment entre eux des sociétés où ils se réunissent fréquemment pour se communiquer leurs observations sur l'art, et dans le but de le faire progresser.

Des congrès de dentistes, réunissant l'élite des praticiens, ont lieu chaque année, tantôt dans une ville, tantôt dans une autre (2). Là sont discutés, d'une façon encore plus large

(1) Tels sont : le *Dental Recorder*, le *Dental newsletters*, le *Dental Cosmos*, *American Journal of dental science*, *Dental journal of the West*, le *Dental Register*, le *Forceps*, etc.

(2) Les principaux dentistes de toutes les parties de l'Union s'y sont rendus au mois d'août 1855, à Philadelphie, en juillet 1856, à New-York, en août 1857,

que dans les sociétés particulières à chaque ville, les points importants relatifs à la profession qui se sont produits pendant l'année, et l'application en est réglée sur des bases scientifiques.

Ces différents avantages ne se trouvent nullement en Europe pour ceux qui se destinent à la profession de dentiste.

De cette source de lumières résulte la supériorité réelle et incontestable acquise depuis longtemps aux travaux et aux procédés des dentistes américains.

Extrait du Catalogue des objets exposés dans la section des États-Unis d'Amérique, Expos. universelle, Paris.

« Les échantillons de dents aurifiées (1) et

à Boston, en septembre 1858, à Cincinnati, en septembre 1859, à Saragota, et en juillet 1861, aux chutes du Niagara, etc., etc.; ces congrès se continuent chaque année.

(1) Après des recherches, des essais sans nombre,

de pièces artificielles que M. Préterre a sou-
mis à l'appréciation du public et du Jury de
l'Exposition, en 1855, constituent, à n'en pas
douter, le plus haut degré de perfection qui ait
encore été atteint dans ces deux branches de
l'art du dentiste.

« Le nouveau système de ce praticien a
l'avantage de lui permettre de fabriquer, dans
ses propres ateliers, des dentiers complets en
pâte minérale, résultat très-important et qu'on
n'avait pas obtenu jusqu'alors. En effet, tout
dentiste américain qui voulait employer le mi-
néral était obligé d'acheter, chez les fabricants
spéciaux, des pièces partielles ou des râteliers

les dentistes américains ont constaté depuis longtemps
que le seul moyen VRAI d'arrêter les progrès désas-
treux de la carie des dents était l'aurification, c'est-à-dire
l'emploi de l'or comme moyen d'obturation. Une dent
étant aurifiée d'après les procédés américains, la carie
est arrêtée, et la dent peut alors être conservée indéfi-
niment.

complets, composés de plusieurs morceaux, qu'il ajustait l'un à l'autre pour composer les dentiers, l'action du feu rendant impossible, à cause du retrait qu'elle produit, la composition de râteliers formés d'une seule pièce.

« Bien que ces râteliers, ainsi fabriqués, fussent un pas de plus vers le progrès, ils ne pouvaient cependant donner ni une ressemblance parfaite, ni cette précision rigoureuse et mathématique si indispensable à l'exécution des pièces artificielles.

« Par son procédé, M. Préterre peut, sans recourir à qui que ce soit, fabriquer les pièces les plus parfaites sous le rapport de l'ajustage, de la teinte des dents et de la couleur des gencives. Pour cela, il soude à une cuvette en or ou en platine, préalablement estampée, des dents minérales sans gencives, et choisies à l'avance, de manière à imiter complétement les dents naturelles. Ces dents, ainsi fixées et soudées, il les entoure de gencives de même

matière, dont il peut diriger la teinte à volonté, comme pour les dents, et qu'il soumet
ensuite à une chaleur de 900 degrés Fahrenheit.
Ainsi rapportées, ces gencives, tout en pré-
sentant une ressemblance naturelle parfaite,
ajoutent encore une grande solidité aux pièces
qui sont, de la sorte, d'un seul morceau, la
plaque qui leur sert de base s'opposant à tout
retrait au feu.

« Cet heureux perfectionnement a amené
la suppression complète des pièces en hippopo-
tame ou en dents humaines, dont les nombreux inconvénients sont aujourd'hui bien
connus, et que les dentistes américains ont
depuis longtemps bannies de leur pratique,
ainsi que les ressorts si gênants et les pièces
à crochets fixes qui ébranlent et détruisent
peu à peu les dents sur lesquelles elles s'ap-
puient, et dont le déplacement est toujours difficile, sinon impossible. On comprit aisément
que la fixité d'une pièce ne permettant pas de

la nettoyer, les parcelles alimentaires s'y accumulent, s'y corrompent, causent l'inflammation des gencives et donnent une odeur désagréable.

« Par une nouvelle méthode qui repose sur une loi physique (l'adhérence des surfaces), M. Préterre obtient une adhérence complète qui permet la suppression de toute espèce de mécanisme ou de ressorts ; dès lors, l'application des pièces a lieu sans aucune souffrance, aucun dérangement n'est à craindre dans leur usage, et le déplacement s'en fait à volonté (1).

« Un autre avantage de son système est la facilité avec laquelle, lorsqu'un accident survient à un dentier, il peut remplacer une ou plusieurs dents, en soumettant de nouveau la pièce au feu, ce qu'on ne peut faire avec les autres méthodes de dentiers en pâte minérale ordinaire, dont la réparation est presque toujours impossible.

(1) Ces dentiers ont été depuis appelés *dentiers à succion* par des imitateurs.

« En résumé, avec ce nouveau procédé :

« Solidité plus grande, suppression dé tout mécanisme ;

« Ressemblance toujours parfaite des dents et des gencives ;

« Inaltérabilité de la substance composant les pièces ;

« Réparation facile ;

« Prix égal à celui des systèmes le plus en vogue. »

Tout récemment encore, à l'occasion d'une nouvelle présentation de malade, faite à l'Académie de Médecine et à la Société de Chirurgie (voir la *Gazette des Hôpitaux* du 10 mars 1859), M. Préterre a porté à la connaissance du corps médical un nouveau perfectionnement encore dû aux États-Unis, et dont il est le premier importateur en France.

Aux plaques d'or, de platine ou d'argent, naguère employées, on vient de substituer une matière aussi inaltérable, mais souple et élastique, sans éclat métallique, mais susceptible d'un extrême poli, d'une couleur enfin qui s'harmonise au gré de l'opérateur, avec les nuances plus ou moins rosées de la muqueuse buccale. Dès maintenant, et grâce au nouveau procédé, les empreintes et les contre-empreintes sont d'une fidélité parfaite, et l'ajustement des pièces se fait plus correctement. On reprochait aux plaques métalliques leur extrême conductibilité qui transmet au collet des dents et à la muqueuse les températures variées des matières alimentaires ; rien n'est moins conducteur du calorique que la matière nouvellement employée (voir, pour de plus grands détails, les numéros du journal l'*Art dentaire*, 3ᵉ année).

Ce perfectionnement nouveau a contribué puissamment à tous les succès que compte maintenant M. Préterre dans le traitement des divisions palatines, de toutes les complications du bec-de-lièvre, toutes les perforations de la voûte palatine, les divisions plus ou moins complètes du voile du palais, les suites de résections partielles ou totales des maxillaires supérieur ou inférieur, les cas les plus difficiles d'orthopédie dentaire, toutes les difficultés ont été combattues, et on peut le dire, d'une manière victorieuse.

Dans les nombreux hôpitaux, il n'est pas un chef de service qui n'ait aujourd'hui sous sa main un exemple vivant de ce que peut la nouvelle méthode, sans parler des témoignages honorables de conviction et de sympathie qu'ont donnés en maintes occasions et que lui prodiguent sans cesse les membres de l'Académie de Médecine, les professeurs de la Faculté, les Médecins et Chirurgiens des Hôpitaux, bien des membres du corps médical civil et militaire, et en particulier MM. Trousseau, Velpeau, Nélaton, Robert, Ricord, Monod, Voillemier, Demarquay, Chassaignac, Maisonneuve, Malgaigne, Denonvilliers, Gosselin, Huguier,

Ceccaldi, Rayer, Cusco, Larrey, Périn, Lustreman, Beyran, Lhéritier, Ducos, Mélier, Tardieu, Piorry, Leroy d'Etiolles, Bouchut, Delpech, Perrier, Desormeaux, Destrem, Duchesne-Duparc, Cruveilhier, Baudens, Alph. Guérin, Hervez de Chégoin, Verneuil, Broca, Follin, Laugier, etc. Il importe de constater ici un des succès qui doivent le plus enorgueillir M. Préterre : dans une récente discussion à la Société de Chirurgie sur l'opportunité d'une opération d'uranoplastie, plusieurs membres se sont portés défenseurs de l'obturation artificielle, et ont proclamé son incontestable supériorité sur l'opération sanglante.

On ne doit pas oublier que c'est aux soins de M. Préterre qu'ont été officiellement confiées, pour les restaurations les plus difficiles, les malheureuses victimes des guerres de Crimée, d'Italie, de Chine, de Pologne et du Mexique.

Quelques mots sur l'entretien et les précautions qu'exigent les pièces artificielles pour leur conservation et un parfait usage, trouvent ici naturellement leur place.

Il semble qu'une pièce artificielle bien faite n'ait pas besoin d'être revue ; le plus souvent, en effet, il n'y aura rien ou peu de chose à retoucher, mais d'autres fois, quoique bien réussie, elle aura quelques modifications à subir, et voici pourquoi : la plaque étant bien ajustée aux parties, pressera avec autant de force sur tous les points : or, tous ces points ne supporteront pas toujours une pression égale. Dans quelques endroits la gencive sera plus épaisse, dans d'autres moins résistante ; ces deux points supportant la même pression, il arrivera nécessairement que là où la gencive sera plus mince, il se déclarera bientôt de la douleur ; la pièce alors ne saurait être supportée si l'on n'y remédie.

Lorsque l'on place une pièce artificielle nouvelle dans la bouche d'une personne qui n'en a jamais supporté, il faut s'attendre à une grande gêne ; il semble que la bouche est pleine de cailloux ou de bouillie, il y a une difficulté extrême à articuler les mots ; on ne pourra ni se faire bien comprendre, ni mâcher avec ses nouvelles dents. Mais en moins d'un mois, en trois semaines, en huit jours et quelquefois en une seule journée toute cette gêne peut se dissiper, et il devient alors impossible de se passer de la pièce. D'autres fois, la pièce est à peine en place que le malade ressent des nausées et des vomissements très-pénibles ; mais avec de la patience, ce symptôme disparaîtra comme les autres. Il faut bien qu'on le sache, ce n'est qu'avec du temps et de la persévérance que l'on apprendra à mâcher avec de nouvelles dents ; les uns réussiront plus tôt, les autres beaucoup plus tard, mais finalement tous y arriveront.

La personne à qui est destinée la pièce artificielle devra la regarder comme un instrument dont on ne parvient à se servir qu'après beaucoup d'essais. Suffit-il qu'on vous mette un instrument de musique à la main pour que vous sachiez en jouer? non, il vous faudra l'apprendre, et ce sera l'affaire du temps; il en est de même des dents artificielles, ce serait de la folie de croire que l'on va immédiatement mâcher, broyer les aliments avant d'avoir appris à se servir de la pièce. Aussi est-il nécessaire de faire la recommandation, avant de se la placer dans la bouche, d'en examiner toutes les parties, de chercher à se rendre compte de son mécanisme et de la tâche à remplir. On s'évitera ainsi beaucoup de vaines tentatives, et, par conséquent, un amer désappointement.

Beaucoup de personnes s'imaginent qu'elles ne doivent éprouver aucune difficulté à ôter et remettre une pièce nouvelle; cela arrive, en effet, quelquefois, mais il faut établir, en règle, qu'une pièce très-bien faite doit être difficile à placer et à enlever au début, en raison même de son adaptation parfaite, on pourrait dire même qu'elle doit se faire aux parties comme les parties se font à elle. Ceci est vrai pour les pièces de une à plusieurs dents, mais pour le dentier à succion, un autre effet se produit. Cette pièce, qui n'est fixée que par une simple adhérence aux parties molles, quelque bien prises qu'aient été les empreintes, comprime toujours la muqueuse, et il faut qu'elle fasse littéralement sa place, son adhérence parfaite étant à ce prix. Ce résultat s'obtient avec des différences considérables de deux heures à deux jours.

Il est de la plus grande importance de savoir ce qu'il faut faire pour préserver les dentiers, car si l'on néglige les soins convenables, ils seront bientôt détruits après avoir été une source de désagréments. Si celui qui les porte semble quelquefois ne pas s'apercevoir de l'odeur infecte que dégagent ses dents négligées, il n'en est pas de même des personnes qui se trouvent près de lui et qui sont infectées par cette mauvaise odeur.

Le client devra brosser ses dents au moins une ou deux fois par jour avec de la poudre dentifrice et les rincer dans de l'eau additionnée d'élixir.

Dans les moments où on ne se servira pas de la pièce, on la plongera dans un verre contenant un mélange d'eau et d'élixir. Ces soins de propreté, cette immersion de la pièce dans le liquide, quand elle est au repos, permettra de la conserver deux fois aussi longtemps que si ces soins étaient négligés.

Quelques personnes ne retirent jamais leur pièce pour la nettoyer, d'autres se contentent de la retirer une ou deux fois par semaine, s'en tenant à les laver en se rinçant la bouche. Nulle pratique n'est plus préjudiciable! il est impossible que la pièce soit tenue propre en se rinçant simplement la bouche, il faut la retirer pour qu'elle soit bien lavée. D'ailleurs, la bouche s'affectera nécessairement, les gencives s'ulcéreront si elles restent constamment recouvertes d'une pièce artificielle.

Il ne faut pas perdre de vue, en effet, que les gencives sont recouvertes d'épithélium, dont la nature est de se reproduire et de se détacher constamment sous forme de lamelles ; les petites écailles sont entraînées par la langue et les aliments. Si cet épithélium reste constamment recouvert d'une pièce artificielle, il arrivera nécessairement que la formation de nouvelles cellules ayant lieu constamment, et les anciennes ne pouvant être entraînées, ces écailles formeront bientôt une couche assez épaisse qui, s'accumulant sous la plaque des dentiers, agira bientôt comme un corps étranger. On ne tardera pas, en effet, à voir la muqueuse s'enflammer, l'épithélium ne plus se reproduire ou s'ulcérer, dégénérer même, les cellules ne plus adhérer ensemble pour s'étaler en membrane continue.

Si, à ce moment, l'on enlève la pièce artifi-cielle, on trouvera la muqueuse rouge, enflam-mée, injectée de sang, saignante au moindre attouchement. Sur la surface de la plaque, en contact avec la muqueuse, une matière sébacée blanche, excessivement irritante, se sera con-crétée.

On doit avoir grand soin de ne pas contrac-ter la mauvaise habitude de garder la nuit une pièce artificielle, à moins que cela ne soit absolument exigé par des convenances impé-rieuses, le bien-être ou la conservation des dents naturelles qui restent ; mais ce sont là des cas exceptionnels, et quand ils se présen-tent, on devrait changer de pièce le soir, en remplaçant celle qu'on porte dans la journée par une autre à base plus étroite que celle dont on se sert pour mâcher.

On ne retire qu'un seul avantage des pièces portées la nuit, c'est de tenir les mâchoires séparées, écartées l'une de l'autre. Les gencives étant, à l'état naturel, constamment baignées par la salive et nettoyées par le frottement de la langue, des aliments, etc., il est grandement à désirer qu'elles restent libres au moins huit heures sur vingt-quatre.

On devra recourir aux pièces artificielles dès qu'on aura perdu quelques grosses et petites molaires, si indispensables à la mastication, et quand on aura de la peine à articuler et à se faire comprendre ; et surtout dès que l'on ne pourra plus mâcher avec les molaires ; plusieurs personnes, après la chute de ces dents (*molaires*) destinées spécialement à cet usage, mâchent avec les dents incisives (*dents de devant*). Or, ces dents n'étant pas faites pour broyer les aliments, leur configuration, leur position, tout s'y opposant, elles sont bientôt détruites.

Si l'on persistait dans cette voie, on verrait bientôt les incisives du haut proéminer et être renversées par l'effort qu'exerceraient sur elles les dents du bas.

Toute personne douée de patience et qui présente une assez bonne conformation de la bouche peut espérer retrouver, au moyen d'une pièce artificielle, une élocution aisée, la parfaite articulation des mots et la faculté de mâcher toutes sortes d'aliments.

Quant à la durée des pièces artificielles, voici ce que l'on peut en dire : elle variera selon les personnes et suivant les soins de propreté plus ou moins minutieux qu'on leur prodiguera.

Les pièces à plaque-d'or et composition avec des dents minérales sont parfaites, inaltérables, et ont, indépendamment des circonstances accidentelles, une durée infinie.

A. PRÉTERRE,

Ch.-Dentiste américain,
Lauréat de la Faculté de Médecine de Paris.

29, boulevard des Italiens, à Paris.

MÉDAILLE UNIQUE

(Prothèse Dentaire)

EXPOSITION UNIVERSELLE DE PARIS 1855

ET DE LONDRES 1862.

DEUX MÉDAILLES D'OR

DE L'ACADÉMIE N^le DE PARIS.

MÉDAILLE DE 1re CLASSE

MONTPELLIER

(Faculté de Médecine).

10 GRANDES MÉDAILLES

Aux Expositions

DE FRANCE ET DE L'ÉTRANGER.

Imp. Cosse et J. Dumaine, r. Christine, 2. — Paris.